Carole Boulanger

**Accédez au bien-être grâce à des méthodes naturelles**

AF153798

Carole Boulanger

# Accédez au bien-être grâce à des méthodes naturelles

Éditions Vie

**Impressum / Mentions légales**

Bibliografische Information der Deutschen Nationalbibliothek: Die Deutsche Nationalbibliothek verzeichnet diese Publikation in der Deutschen Nationalbibliografie; detaillierte bibliografische Daten sind im Internet über http://dnb.d-nb.de abrufbar.
Alle in diesem Buch genannten Marken und Produktnamen unterliegen warenzeichen-, marken- oder patentrechtlichem Schutz bzw. sind Warenzeichen oder eingetragene Warenzeichen der jeweiligen Inhaber. Die Wiedergabe von Marken, Produktnamen, Gebrauchsnamen, Handelsnamen, Warenbezeichnungen u.s.w. in diesem Werk berechtigt auch ohne besondere Kennzeichnung nicht zu der Annahme, dass solche Namen im Sinne der Warenzeichen- und Markenschutzgesetzgebung als frei zu betrachten wären und daher von jedermann benutzt werden dürften.

Information bibliographique publiée par la Deutsche Nationalbibliothek: La Deutsche Nationalbibliothek inscrit cette publication à la Deutsche Nationalbibliografie; des données bibliographiques détaillées sont disponibles sur internet à l'adresse http://dnb.d-nb.de.
Toutes marques et noms de produits mentionnés dans ce livre demeurent sous la protection des marques, des marques déposées et des brevets, et sont des marques ou des marques déposées de leurs détenteurs respectifs. L'utilisation des marques, noms de produits, noms communs, noms commerciaux, descriptions de produits, etc, même sans qu'ils soient mentionnés de façon particulière dans ce livre ne signifie en aucune façon que ces noms peuvent être utilisés sans restriction à l'égard de la législation pour la protection des marques et des marques déposées et pourraient donc être utilisés par quiconque.

Coverbild / Photo de couverture: www.ingimage.com

Verlag / Editeur:
Éditions Vie
ist ein Imprint der / est une marque déposée de
OmniScriptum GmbH & Co. KG
Heinrich-Böcking-Str. 6-8, 66121 Saarbrücken, Deutschland / Allemagne
Email: info@editions-vie.com

Herstellung: siehe letzte Seite /
Impression: voir la dernière page
ISBN: 978-3-639-70413-6

Copyright / Droit d'auteur © 2014 OmniScriptum GmbH & Co. KG
Alle Rechte vorbehalten. / Tous droits réservés. Saarbrücken 2014

# Accédez au bien-être grâce à des méthodes naturelles

## Exercices et mise en pratique des méthodes

Carole Boulanger

## Avant-propos

Ce livre s'adresse à toutes les personnes qui s'intéressent au développement personnel et qui souhaitent acquérir une meilleure qualité de vie personnelle et ou professionnelle.

A travers cet ouvrage vous découvrirez l'importance de la pensée positive et diverses méthodes qui permettent de retrouver l'estime de soi, la paix intérieure, d'apprendre à mieux se connaître, ainsi, de développer son potentiel.

De plus, la connaissance de ces techniques vous enseigne comment effacer certains blocages ou de mauvaises croyances qui empêchent d'évoluer et de s'élever spirituellement.

Chacune des méthodes est rigoureusement expliquée, pour qui ?,pourquoi ? ses bienfaits, puis, comment la mettre en pratique.

La pratique régulière d'une ou plusieurs de ces méthodes équilibre les émotions positives et négatives, ainsi elles préviennent l'anxiété, la dépression et donc, la prise de médicaments comme les anxiolytiques ou les somnifères.

Pratiquez, testez ces techniques afin de choisir celle qui vous convient le mieux, aussi, vous pouvez allier plusieurs méthodes, ne vous arrêtez pas sur une seule méthode si plusieurs vous conviennent.

Moi-même, je pratique régulièrement la sophrologie et les affirmations positives qui m'apportent beaucoup de sérénité, il est important pour moi de pratiquer autant l'une que l'autre.

Parallèlement, je fais du sport c'est également un bon moyen d'évacuer les tensions et de se maintenir en bonne forme physique et mental.

Le sport fait aussi partie du bien-être, je fais d'ailleurs, un point dessus dans ce livre.

Intégrer dans sa vie le bien-être, c'est commencer une nouvelle vie, avoir une hygiène de vie équilibrée. C'est pensée autrement, voir la vie sous un angle différent. C'est tout simplement s'ouvrir au bonheur.

# La respiration énergétique, source d'apaisement

La respiration énergétique se pratique depuis des millénaires par les Chinois lettrés et les indiens. Au départ, les chinois créent cette technique afin de faire circuler librement leur énergie source.

Chacun de nous génère une énergie, positive ou négative. Si l'énergie est positive, elle est en harmonie avec le corps, l'esprit et tout ce qui l'entoure (le grand tout) ou bien, elle est négative, auquel cas, il y a un déséquilibre, un mal-être certain, vecteur d'angoisses, de pensées parasites et ou de maladie à moyen ou long terme.

La respiration énergétique est la base de toute méthode de détente: relaxation, méditation, sophrologie, yoga. En effet, être à l'écoute de son corps, se concentrer sur sa respiration permet une détente instantanée.

L'apaisement du corps et de l'esprit, maîtriser le stress quotidien, vivre le moment présent, le rééquilibrage des émotions négatives et positives, la détente du corps est le fruit de la respiration abdominale pratiquée régulièrement. Aujourd'hui, largement utilisée dans les domaines du sport, du bien-être, de l'artistique et par les conférenciers, son efficacité et ses nombreux bénéfices ne sont plus à prouver.

## A quelle fréquence?

Autant de fois que vous en ressentez le besoin, tous les jours, même plusieurs fois par jour! Au réveil, pour être en phase avec soi-même, dès que vous sentez monter une tension, en rentrant du travail, pour relâcher les muscles, à la pause déjeuner histoire de lâcher-prise.

La respiration du ventre s'exerce rapidement, une fois la technique bien maîtrisée. Elle peut se pratiquer debout, assis, couché et même en marchant s'en que personne s'en aperçoive.

## La pratique

Pour une première fois, il est préférable de s'allonger et de poser ses mains sur son ventre. Assurez-vous de ne pas être dérangé.

- Allongez-vous sur le dos, les mains posées sur le ventre.

- Fermez les yeux et concentrez-vous sur votre respiration sans la juger, 1 ou 2 minutes.

- Puis, gonflez votre ventre complètement en inspirant, lentement, par le nez (comme lorsque l'on souffle dans un ballon de baudruche).

- Puis, videz vos poumons en expirant par la bouche en rentrant le ventre, le plus possible.

- Inspirez par le nez lentement, votre ventre se gonfle.

- Expirez par la bouche, votre ventre se creuse.

- Répétez cet exercice lentement et calmement, pendant 5 à 10 minutes.

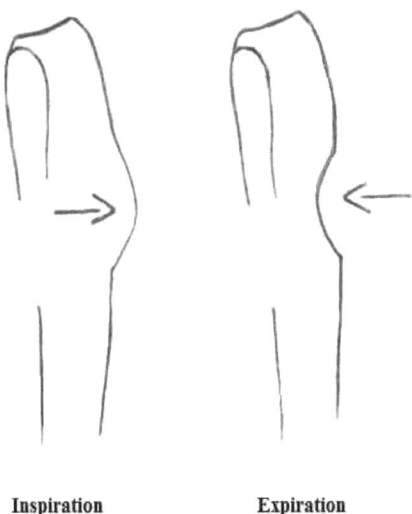

**Inspiration**          **Expiration**

Relâchez tout le corps à chaque expiration, appréciez la détente des muscles, de votre corps tout entier. Les tensions disparaissent, ressentez la paix s'installer en vous. Ne pensez à rien d'autre qu'à votre respiration et votre détente. Profitez de ce moment avec vous-même. Renouvelez cet exercice 2 fois à quelques heures d'intervalles.

Enfin, entraînez-vous en position assise ou debout, le jour même ou le lendemain, le principal est de vivre agréablement ce moment.

Noter que cet exercice peut également se pratiquer en position assise ou debout.

## Technique de respiration énergétique

Une posture bien droite est essentielle pour une respiration fluide. Les épaules rentrées, le dos courbé comprime les poumons.et l'énergie ne peut circuler correctement.

De plus, une posture avachie traduit une attitude fermée. Cette position envoie un message négatif, ce qui est contraire à la respiration énergétique qui va à la recherche d'émotions positives. Essayez de faire attention à votre posture au bureau, où que vous soyez, ayez une position digne avec un beau port de tête.

## Exercice

- Relevez les épaules, gardez le dos bien droit, ouvrez votre poitrine.

- Fermez les yeux si vous le souhaitez et concentrez-vous sur votre respiration 1 à 2 minutes.

- Inspirez lentement, tranquillement par les narines en gonflant votre ventre.(seul le ventre doit bouger, le reste du corps doit rester immobile)

- Bloquez la respiration 5 secondes, sentez l'air pénétrer votre corps.

- Expirez par la bouche en rentrant votre ventre, relâchez en même temps les tensions.

- Renouvelez cet exercice plusieurs fois jusqu'à ce que vous ressentiez une détente et une harmonie complète.

Vivez ce moment seconde après seconde, vivez le moment présent afin de mieux ressentir les sensations de bien-être.

Si vous n'arrivez pas à inspirer par le nez même après plusieurs essais, inspirez par la bouche. Vous pouvez aussi ouvrir la bouche pendant que vous inspirez par le nez si vous en éprouvez le besoin.

**La relaxation**

La relaxation est principalement orientée vers le corps en apprenant à ses partisans à se réapproprier leur corps grâce à des exercices appuyés sur le ressenti.

Certaines personnes n'ont plus la perception de leur corps car elles sont trop dans le "mental", elles n'ont plus conscience d'être là dans l'ici et maintenant, trop soumises aux tensions de la vie quotidienne. Ces tensions accumulées empêchent de faire circuler la "bonne" énergie.

La détente profonde se crée au départ en se concentrant sur sa respiration ensuite viennent les exercices corporels, ces derniers visent à recréer le lien entre le corps et l'esprit. Les muscles sont relâchés, les tensions libérées ce qui procure une sensation de bien-être. Ce moment de détente permet de vivre pleinement le moment présent, par conséquent, d'être à l'écoute de soi, de son corps, de se redécouvrir autrement que dans le stress, une harmonie totale enveloppe le pratiquant dès les premières séances.

La pratique régulière de la relaxation apporte de nombreux bénéfices:
- Gestion et diminution du stress
- Amélioration du sommeil
- Prévient le surmenage, les douleurs musculaires, l'anxiété
- Rééquilibre les émotions positives et négatives
- Bien-être général mental et physique

**Où pratiquer la relaxation?**

Il existe plusieurs moyens pour s'adonner à la relaxation:

- Chez un relaxologue, qui vous proposera des séances individuelles adaptées à votre problématique. Les séances ne sont pas remboursées par la sécurité sociale.

- Des séances en groupe existent généralement dans chaque ville, dans des centres privés ou bien dans les MJC, chez ces derniers les séances sont moins cher que dans le privé.

- Dans le commerce se vende des cd de relaxation, principalement en grande surface, pour 15€ en moyenne.

- Dans ce livre je propose deux exercices de respiration abdominal, un de relaxation et un de sophrologie.

## Technique de relaxation en cas de montée de stress

- Ouvrez vos épaules et concentrez-vous sur votre respiration.

- Inspirez et expirez lentement 4 fois par le ventre (respiration énergétique) à chaque expiration relâchez tous vos muscles.

- Fermez les yeux et détendez votre tête jusqu'à ce qu'elle devienne lourde.
- Concentrez-vous sur vos mains, vos doigts et vos pieds jusqu'à ce qu'ils deviennent lourds ou chauds.

- Répétez-vous 4 fois: "Ma tête est lourde et mes extrémités sont lourdes ou chaudes".

- Écoutez votre pouls puis votre respiration lente et régulière

- Tranquillement, répétez-vous "je suis calme et détendue"

Si l'exercice est fait correctement vous devriez retrouver votre calme

## Sophrologie

La sophrologie va plus loin que la détente corporelle et psychique, c'est une thérapeutique qui agit sur l'inconscient afin de libérer les blocages intérieurs du patient qui l'empêche de faire face aux événements quotidiens ou exceptionnels.

Par exemple, des peurs ou des croyances négatives peuvent se modifier par la visualisations mentales positives, des exercices ou des suggestions positives proposées par le sophrologue et cela en état de détente profonde.

La sophrologie mène à harmoniser nos émotions, pensées, croyances et nos comportements mais aussi à développer nos capacités.

La sophrologie peut agir ponctuellement ou sur du long terme tout dépend de la problématique du patient.

Les demandes les plus fréquentes sont des pathologies psychiques liées au stress, en voici une liste mais qui peut s'avérer plus large:

- Accéder à un état de bien-être général
- Peurs, doutes, phobies
- Anxiété, dépression, troubles du sommeil
- Manque de confiance en soi
- Préparation aux entretiens, examens, professionnels
- Objectifs personnels, professionnels
- Préparation aux accouchements
- Préparation aux épreuves sportives

**Où pratiquer la sophrologie?**

- Chez un sophrologue qui peut proposer des séances individuelles ou en groupe. Les séances ne sont pas remboursées par la sécurité sociale.

- Il existe des cd de sophrologie vendus en grandes surfaces, mais si vous souhaitez faire un travail adapté à votre cas il est préférable d'exposer votre problème à un sophrologue pour un meilleur résultat.

## *Exercice d'harmonisation*

Avant de vous installer, vous pouvez si vous le souhaitez mettre une musique de fond très douce.

- Allongez-vous confortablement, les bras le long du corps et les jambes légèrement écartées
- Concentrez-vous sur votre respiration 1 minute
- Inspirez, lentement par le nez en gonflant le ventre
- Expirez, longuement en relâchant les tensions
- Respirez ainsi une dizaine de fois jusqu'à ressentir le calme en vous.
- Détendez votre tête, votre nuque, vos épaules, votre dos et votre buste
- Retrouvez une respiration normale
- A présent à chaque inspiration, inspirez le mot amour, inspirez lentement et vivez ce mot
- Répétez cet exercice à 4 fois puis
- A chaque expiration, expirez le mot paix, expirez lentement et ressentez ce mot
- Répétez cet exercice 4 fois
- Enfin, posez le mot amour sur l'inspiration et posez le mot paix à l'expiration
- Inspirez et expirez en étant en parfaite harmonie avec ces 2 mots, une dizaine de fois
- Pour finir, réapproprier-vous votre corps et bougez lentement vos membres des pieds jusqu'à la tête, vous pouvez ouvrir vos yeux.

Ainsi ce termine la séance.

**La méditation**

Tout d'abord, je souhaite écarter les fausses croyances au sujet de la méditation pour ne pas fausser dès le départ l'opinion que vous pouvez en avoir.

En réalité, la méditation n'appartient pas au bouddhisme, les bouddhistes la pratiquent les hindouistes également mais tout le monde peut la pratiquer, elle ne leur est pas réservée, c'est une façon de s'élever spirituellement mais sans rapport avec Dieu ce n'est donc pas une pratique religieuse mais qui n'exclue en aucun cas de croire en Dieu.

Pour parfaire l'art de la méditation, nul n'est contraint de maintenir une position qui pourrait le faire souffrir, en effet, car l'objectif n'est pas de souffrir le martyre mais d'atteindre la félicité, ce qui est impossible en subissant de quelconques violences.

Aussi, plusieurs heures par de jour de méditation ne sont pas indispensables pour en obtenir ses bienfaits, bien-sûr, plus on médite et plus vite ses bénéfices sont apparents mais une à deux heures, minimum, par semaine suffisent amplement.

Avant tout, méditer, c'est aller à la rencontre de soi-même et des autres, c'est apprendre à mieux se connaître, ainsi, comprendre le fonctionnement de l'esprit, les mécanismes du bonheur et de la souffrance.

La méditation est une hygiène de vie qui consiste à entraîner son esprit de façon à développer ses qualités humaines qui constitue une meilleure qualité de vie, c'est le dessein ultime de la méditation.

Méditer apporte une transformation de soi durable et profonde, ses bienfaits sont considérables:

- Gestion de ses pensées
- Améliore la concentration, l'attention
- Améliore les fonctions cognitives
- Un équilibre émotionnel
- Une stabilité intérieur
- Développe les qualités humaines comme l'altruisme, la compassion et l'humilité, entre autres
- Une meilleur qualité de vie
- Confiance en soi
- Pensées positives
- La plénitude
- Le calme, paix intérieur
- Apporte des réponses aux questions de l'existence
- L'ouverture au monde, aux autres, une meilleure compréhension de la réalité
- Le rythme cardiaque et respiratoire ralentissent et les tensions musculaires s'abaissent.

Pour pratiquer la méditation il est essentielle d'être vraiment motivé, dans le cas contraire, vous n'arriverez pas à gérer le flux de vos pensées.

Méditer, c'est faire le néant intérieur, le vide dans notre esprit. Qu'est-ce que l'esprit? L'esprit est celui qui pense, celui qui éprouve les émotions, aussi, lorsque nous avons mal quelque part notre esprit reçoit la sensation.

Le corps et l'esprit sont intimement liés, je dirais même qu'ils ne font qu'un, car l'esprit réside dans le corps et ressent tout ce que le corps expérimente.

Pour cette raison, avant de commencer à méditer, le corps doit trouver une posture confortable, ainsi, l'esprit et le corps sont en adéquation et la respiration peut, enfin, se poser. C'est grâce à la respiration que le corps et l'esprit demeurent dans la détente.

## *La posture*

Vous pouvez soit vous asseoir sur une chaise ou bien sur le sol, si vous adoptez la 1ère solution, choisissez une chaise à votre taille sinon vous accumulerez des tensions et vous ne serez pas à votre aise et ne pourrez pas atteindre l'état de bien-être, de plus, votre respiration ne pourra pas circuler correctement.

 Il est possible de méditer allonger mais le risque  serait de s'endormir, il est donc préférable de méditer assis.

Les yeux doivent rester ouvert le regard tranquillement dirigé en face de vous ou le regard dirigé vers le bas.

La respiration à adopter est la respiration énergétique que nous avons étudié dans un précédent chapitre. Vous aurez, donc, les épaules ouvertes de façon à laisser circuler librement votre souffle.

La respiration peut se faire par la bouche ou par le nez, si vous êtes confortablement installé et que vos épaules sont ouvertes, votre respiration se fera naturellement. Les bras sont positionnés soit sur vos cuisses, soit le long de la chaise, vous choisirez la position la plus confortable pour vous.

Tous ces éléments réunis, évitent l'accumulation de pensées.

En définitif: Une position correct = un esprit posé = une respiration correct et libre = la détente du corps et de l'esprit.

## *La pratique*

Se concentrer sur sa respiration, le souffle de vie, demande juste "d'être", tout simplement, ce qui procure un état d'apaisement, de bien-être, le relâchement des muscles, une détente absolue.

A ce moment précis, l'esprit, celui qui pense, voit qu'il est dans cet état de bien-être, d'apaisement.

Et c'est maintenant, qu'il faut faire attention! Il faut, absolument, laisser votre esprit se mélanger à cet état même d'apaisement, sinon une multitude de pensées vont apparaître et prendre le dessus.

Celui qui pense, doit se fondre littéralement dans cet état de bien-être, jusqu'à ne faire plus qu'un. Si ce n'est pas le cas, l'esprit va se poser des questions, s'il est bien ou pas bien et les pensées parasites vont resurgirent, tandis que s'il subsiste dans cet état de détente, même s'il fait l'examen de cet état, il va revenir se fondre dans la détente.

De cette façon, il n'y a plus de pensées parasites. C'est ce qu'on appelle la méditation de *shiné* , la stabilité mental.

De plus, lorsqu'on médite, les première fois, il ne faut surtout pas être dans l'attente, il faut laissé les choses se faire naturellement, tout doit se faire naturellement, la respiration, la détente, la méditation et à son rythme. Être dans l'attente, bloque l'esprit, donc, ça ne vient pas.
Si l'esprit est dans l'analyse ou l'attente, il ne se mêlera pas à la détente. Laissez les choses se faire naturellement, avec l'expérience et la motivation vous y arriverez.

Je termine avec ces dernières recommandations:

- Veillez à ne pas vous endormir durant votre expérience, il faut toujours être vigilant par rapport à cela car c'est une très mauvaise habitude à ne surtout pas prendre en méditation.

- Pour commencer, la durer de votre expérience ne doit pas dépasser 10 ou 15 minutes, puis progresser par tranche de 15 minutes pour enfin arriver à  1 heure.

Une fois que vous aurez acquis une certaine expérience de la méditation de *shiné* (la stabilité mentale),  vous pourrez accéder au 2ème niveau de la méditation, appelé *laktong* (la vision pénétrante). Pour étudier cette dernière vous devrez faire appelle à un maître ou vous inscrire à des stages de bouddhisme.

# Affirmations positives

Les affirmations positives ont un pouvoir surprenant sur les problèmes liés au stress et au psychique, tels que, le manque de confiance en soi ou les croyances négatives qui freine ou empêche de mener à bien ses objectifs. Pour retrouver de l'assurance, la paix ou corriger des croyances négatives, il suffit d'agrémenter votre subconscient par des affirmations positives.

La suggestion positive est outil précieux autant en relaxation que pour les sophrologues car elle a des effets rapides et indéniables au niveau cérébral. Elle peut être utilisée ponctuellement avant un événement stressant ou un examen.

### *Qu'est-ce que la suggestion positive?*

C'est la répétition de phrases ou d'un groupe de mots dont vous souhaitez le résultat.
Il est essentiel de savoir que tout ce qui est suggéré au subconscient est pour lui une vérité, un fait, une réalité. Par d'ailleurs, c'est aussi l'origine de la réussite des affirmations positives.

Avant tout, il est indispensable d'être convaincu de ses suggestions, vivez, "affirmez" ce que vous dites, d'où le mot "affirmations" positives, mettez autant d'énergie dans la répétition que dans le résultat que vous souhaitez en obtenir. Au départ, cette pratique peut ne pas sembler naturelle mais par la suite elle s'avérera authentique.

Le subconscient met 21 jours à intégrer une nouvelle donnée. Pendant ce laps de temps apprivoisez vos pensées avec des phrases positives, au présent et sans négation.

Choisissez des phrases simples et contraires à ce qui vous pose problème.

Quelques adjectifs et leurs opposés:

| Échec | Réussite |
|---|---|
| Triste | Heureux |
| Timide | Assurance, confiance en soi |
| Peur | Courage |
| Panique | Calme |
| Colère | Paix |
| Découragé | Confiant |
| Inquiet, anxieux | Serein, harmonie |

En plus de choisir des antonymes à votre problématique, choisissez des mots qui vous font du bien. Suggestions pour une personne timide:

"Je suis à l'aise en société" - "Je m'exprime facilement devant les gens".

ou bien

"J'ai confiance en moi" - "Je suis pleine d'assurance et de confiance en moi".

## *La pratique*

L'inconscient assimile mieux les informations qui lui sont soumise lorsque le sujet est détendu.

Pour ce faire:
- Isolez-vous, si possible
- Installez-vous de façon à pouvoir vous détendre
- Ouvrez les épaules, concentrez-vous sur votre respiration jusqu'à ce que vous ressentiez le calme en vous.
- Pratiquez la respiration énergétique 7 ou 8 fois doucement, sereinement
- Prononcez vos affirmations positives (à voix haute de préférence)ou dans votre for intérieur
- Répétez-les 10 à 20 fois et surtout VIVEZ vos affirmations.

Faites cet exercice tous les jours pendant 1 mois jusqu'à ce que vous en ressentiez les effets puis  continuez vos suggestions, 2 à 3 fois par semaine pendant 2 mois, pour un effet profond et durable.

Pour un événement ponctuel, répétez régulièrement vos suggestions jusqu'à la date de l'événement. Pour un bien-être général constant, il est profitable de prononcer des suggestions  positives sans date limite.
Aussi, les affirmations positives peuvent être utilisées en complément à d'autres méthodes de bien-être.

**Les chakras**

Les chakras sont les 7 points énergétiques principaux du corps reliés au champ aurique. Le premier se situe en bas de la colonne vertébrale et le dernier au sommet de la tête.

Il est nécessaire d'harmoniser ses chakras pour garder une aura positive, en effet, l'énergie source dont je parle dans les chapitres précédents peut se bloquer suite à un événement négatif, du stress, à une dispute, au manque de sommeil, des pensées négatives, si nous n'harmonisons pas nos chakras celle-ci reste bloqué et engendre toutes sortes de maux corporels ou psychiques. Pour éviter ce processus et être au maximum de notre potentiel il est nécessaire d'harmoniser nos 7 points énergétiques principaux.

L'origine de cette médecine de prévention est issue des textes sacrés de la médecine traditionnelle indienne, l'Ayurvéda.

Les textes sacrés de l'Ayurvéda, relient les chakras aux cinq grands éléments, tels que, l'espace, l'eau, la terre, l'air, le feu.

Chaque chakra correspond à certaines parties du corps, aux émotions, à l'esprit et notre rapport au monde.

1) Chakra racine (Muladhara): lié à l'élément Terre, il permet de se sentir enraciné ou en sécurité et  nous relie au monde physique.

2) Chakra sacré (swadhisthana): lié à l'élément Eau, chakra de la procréation, sexualité, créativité et plaisir.

3) Chakra solaire (Manipura): lié à l'élément Feu, il permet de s'énergiser, renforce, et redonne confiance en soi.

4) Chakra cœur (Anahata): lié à l'élément Air, c'est le chakra de l'amour, de la compassion et de la passion.

5) Chakra gorge (Vishuddi): lié à l'élément Espace, il est la purification de la parole, du corps, de l'esprit et de la communication.

6) Chakra du 3ème œil, (Ajna): au-delà des cinq éléments, c'est la clarté de l'esprit, l'intuition. Savoir se diriger sur le chemin de la connaissance et du chemin intérieur.

7) Chakra couronne (Sahasrara) lié à la conscience permettant une vision spirituelle, c'est l'évolution.

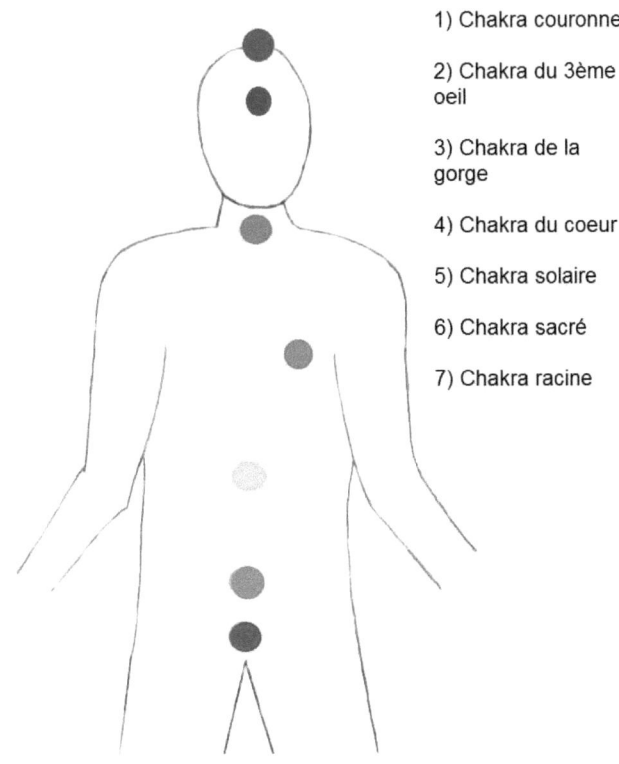

1) Chakra couronne

2) Chakra du 3ème oeil

3) Chakra de la gorge

4) Chakra du coeur

5) Chakra solaire

6) Chakra sacré

7) Chakra racine

Les 7 chakras principaux

## Comment ouvrir ses chakras?

Les chakras sont de forme ronde et tournent dans un sens puis dans l'autre (laissez-les tourner dans le sens qui vous semblera juste).

– Allongez-vous, relaxez-vous et pratiquez la respiration énergétique 7 à 8 fois.

– Fermez les yeux, visualisez votre chakra racine, d'un beau rouge éclatant. Inscrivez sur votre chakra racine: Amour, Sécurité, Force, Paix, Harmonie. Imaginez au-dessus de votre tête, un soleil (votre source d'amour universel) resplendissant, brillant de mille feux, avec une lumière blanche cristalline, celle-ci va se diriger vers votre chakra racine et l'harmoniser. Accueillez cette lumière pure quelques secondes. Constatez la pureté de votre chakra racine puis remerciez.

– Visualisez votre chakra sacré, d'une belle couleur orange lumineuse. Inscrivez sur votre chakra sacré: Amour, Santé, Sentiments Harmonieux, Paix, Joie. Laissez la lumière étincelante de votre soleil, au-dessus de votre tête, équilibrer votre chakra sacré. Constatez la pureté de votre chakra puis remerciez.

– Visualisez votre chakra solaire, d'un jaune éclatant. Inscrivez sur votre chakra solaire: Amour, Réalisation (projet), Force, Joie, sérénité. De votre source d'amour, projetez un rayon de lumière vers votre chakra solaire. Constatez la pureté scintillante de votre chakra et remerciez.

28

– Visualisez votre chakra du coeur, d'un vert émeraude magnifique. Inscrivez, sur votre chakra du coeur: Amour, Plénitude, Pureté, Joie, Harmonie. Demandez à votre source d'amour, d'inonder de sa grâce votre chakra du coeur. Constatez et remerciez.

– Visualisez maintenant votre chakra de la gorge, d'un beau bleu pâle. Inscrivez sur votre chakra de la gorge: Amour, Relation Harmonieuse, Pureté, Intention. Accueillez maintenant, de votre source d'amour, un rayon lumineux, purificateur, votre chakra est inondé de cette lumière. Constatez la limpidité de votre chakra et remerciez.

– Visualisez votre chakra du 3ème oeil, d'un bleu indigo. Inscrivez sur votre chakra du 3ème oeil: Amour, Clarté, Pureté, Confiance en soi, Intuition. Demandez à votre soleil rayonnant, d'harmoniser votre chakra, de sa lumière flamboyante. Constatez la pureté de votre chakra frontal puis remerciez.

– Visualisez votre chakra couronne, d'un violet éclatant. Inscrivez sur votre chakra couronne: Amour, Sagesse, Quiétude, Harmonie. Dirigez un rayon de lumière blanche, pure, provenant de votre source d'amour, vers votre chakra couronne. Accueillez avec amour, l'harmonisation de votre chakra. Constatez la beauté et la limpidité de votre chakra couronne puis remerciez.

– A Présent, visualisez tous vos chakras rayonnants, purs, limpides, étincelants, constatez à quel point vous rayonnez. Vous êtes serein, remplis d'amour, en paix. Vous envoyez une grande vibration d'amour à tout votre corps.

L'harmonisation de vos chakras est maintenant terminée.

Pensez à harmoniser vos chakras 1 ou 2 fois par semaine.

# L'aromathérapie

## *Qu'est -ce que l'aromathérapie?*

C'est l'utilisation des plantes ou plutôt des huiles essentielles à des fins médicinales et ce depuis des millénaires. Une huile essentielle est l'extrait aromatique d'une plante obtenue par distillation. Riches par leurs propriétés multiples elles sont utilisées dans de nombreux domaines.

Ont les trouvent dans l'industrie pharmaceutique, notamment, pour leurs vertus antibactériennes, antalgiques et anti-inflammatoires, dans l'industrie cosmétique grâce à leurs pouvoirs régénérants, purifiants et tonifiants, entre autres, mais elles sont aussi très convoitées dans le domaine du bien-être car elles agissent sur l'équilibre émotionnel.

Certaines huiles essentielles aident à lutter contre le stress, la nervosité, l'anxiété, les troubles du sommeil, principalement, grâce leurs actions calmantes, apaisantes et sédatives.

Pour traiter les troubles émotionnels ont les utilisent généralement, par voie cutanée en massage ou en diffusion atmosphérique, le brûle-parfum est contre-indiqué car sa température est trop élevée et par conséquent oxyde les huiles.

Les huiles essentielles traitant les troubles émotionnels sont:

- L'huile essentielle de camomille romaine, sédative, apaisante, antistress, troubles du sommeil.

- L'huile essentielle d'Ylang-ylang, apaisante, relaxante, lutte contre l'anxiété .

- L'huile essentielle de lavande fine, apaisante, relaxante, troubles du sommeil.
- L'huile essentielle d'orange douce traite l'anxiété, la nervosité et la dépression.

- L'huile essentielle de vanille, détend, apaise.

- L'huile essentielle de mandarine rouge, puissant sédatif, favorise le sommeil, traite l'angoisse, calme.

- L'huile essentielle de mélisse, sédative, nervosité, agitation, émotivité.

## Utilisation

- Ajoutez 2 gouttes d'huile essentielle à 2 gouttes d'huile végétale puis massez le plexus solaire quelques minutes.

- Pour un sommeil profond, versez une goutte d'huile essentielle de lavande fine, de camomille romaine, de mandarine ou d'ylang-ylang sous la plante des pieds.

- Versez 2 gouttes sur un mouchoir ou sur la face interne des poignets et respirer régulièrement.

Les huiles essentielles sont un plus pour parfaire une séance de relaxation, sophrologie de méditation ou pour créer une ambiance cocooning.

Elles possèdent un panel d'actions extrêmement large, par exemple elles peuvent atténuer certaines phobies ou même faire partie de recettes culinaires.

Je vous invite à les étudier afin de bénéficier de leurs nombreux avantages au quotidien.

## Précaution d'emploi

Certaines huiles essentielles sont contre-indiquées pour les femmes enceintes ou qui allaitent, les personnes épileptiques et les enfants de moins de 6 ans.

Manipulez les huiles essentielles avec une grande précaution, ne pas dépasser les doses prescrites car elles sont concentrées en principes actifs, leur action est très puissante.

Elles ne doivent pas être appliquées sur les muqueuses, sur les yeux et leurs contours. En cas de projection, rincez rapidement et appliquez abondamment une huile végétale, puis consultez un médecin.

En cas d'ingestion accidentelle, avalez plusieurs cuillerées d'huile végétale afin de diluer l'huile essentielle, contactez un centre antipoison et consultez un médecin.

## Le sport

Le bien-être passe aussi par le sport, il permet d'éliminer le stress non évacué, de faire le "vide" et redonne ou accroît la confiance en soi. Se savoir capable d'atteindre ses objectifs et même de les dépasser est capital pour avoir une opinion positive de soi-même.

La pratique régulière d'un sport c'est apprendre à se connaître, savoir s'accorder du temps, prendre soin de soi et de son corps ce qui est très positif pour l'amour propre, de plus, le lien avec le corps est recrée.
D'autre part, pendant l'effort le cerveau fabrique des endorphines, hormones du bonheur, qui rend le sportif heureux, c'est un véritable moment de plaisir.

Ainsi, le sport augmente les conditions physique et mental, l'espérance de vie et prévient toutes sortes de maladies:
  – dépression, anxiété
  – ostéoporose
  – cardiovasculaire
  – obésité
  – hyper-tension artérielle
  – lombalgies et maladies musculo-squelettiques

Préférez un sport qui sollicite  toutes les parties du corps comme la course à pied, la natation, la danse, le tennis, le basket par exemple, ainsi, votre corps sera au meilleur de sa forme et les endorphines seront décuplées.
Pratiquer un sport dès l'enfance prévient les maladies chroniques, assure une meilleure estime de soi et une diminution du stress et de l'anxiété à l'adolescence.

**Les aliments du bien-être**

Une alimentation variée et équilibrée est la source d'une bonne forme physique et mental. Ne pas focaliser son attention sur certains aliments en particulier, ce chapitre vise à ne pas négliger certains aliments essentiels à notre bien-être.

Tous ces aliments assurent le bon fonctionnement de notre système nerveux et par conséquent, nous préservent de l'irritabilité, d'un état dépressif, des troubles du sommeil, du stress mais ne soignent pas la dépression, en revanche si votre dépression est la cause de vos carences, en comblant celles-ci vous retrouverez un état émotionnel stable.

## *Le magnésium*

Le magnésium garantit le bon fonctionnement de l'organisme dont celui de l'équilibre nerveux et musculaire, son rôle est primordial car il diminue les réactions physiologiques au stress et participe à la décontraction musculaire. Il est primordial à l'alimentation car le corps n'en produit pas.

**Quelle quantité ?**

- 360 à 410 mg par jour (pour un adulte)

**Aliments contenant du magnésium:**

- Cacao amer, chocolat noir

- Germe de blé, graines de cumin, de tournesol, de sésame, noix, du brésil, amandes, noisettes

- Fruit et légumes secs , pain complet et multi-céréales, riz rouge et complet
- eaux minérales spécifiques

## *Le tryptophane*

Le tryptophane, précurseur de la sérotonine à une action calmante et régule l'humeur. Cet acide aminé essentiel doit être apporté par l'alimentation car il est peu présent dans le corps qui toutefois est mieux assimilé* par le cerveau s'il est accompagné de glucides.

Une carence en tryptophane accentue l'agressivité et le risque de dépression.

## Aliments contenant du tryptophane:

- Légumes secs, certains oléagineux, comme les noix de cajou, amandes, arachides, soja

- Viande, riz complet, banane, Laitage riche en lactosérum (brousse, ricotta)

*Préférez les légumes secs qui font l'association des glucides et du tryptophane.

## La tyrosine

Cet acide aminé non essentiel joue un rôle indispensable dans le fonctionnement du système nerveux et hormonal. Synthétisé par l'organisme et abondant dans l'alimentation, il entraîne une bonne gestion du stress. Un déficit en tyrosine conduit à la dépression et à des troubles thyroïdiens.

Aliments contenant de la tyrosine:

- Produits - laitiers, amandes, avocats, bananes
- graines de courges, de citrouille et de sésame

## *Les oméga-3*

Plusieurs études ont démontré que les personnes souffrant de dépression présentaient un taux faible d'oméga 3 et les patients dont l'alimentation contient les apports recommandés en oméga 3 ne sont pas sujet à la déprime. Néanmoins, attention à l'excès d'oméga 3 qui est nocif pour l'organisme.

**Apport journalier recommandé**

- 1g ALA /J et DHA+EPA 1g / jour

Aliments contenant des oméga 3

- ALA: Huile de lin, de colza , de soja ou de noix, mâche, salade mais en moindre quantité
- DHA+EPA: Huile de poisson, poisson gras

## *Les vitamines B*

Les Vitamines du groupe B préviennent les symptômes de la dépression, notamment les vitamines B1 (thiamine), les vitamines B6 (pyridoxine), en particulier les vitamines B9 (acide folique), les vitamines B12.

Comme la nature est bien faite les vitamines du groupe B se retrouvent dans la plupart des aliments, veillez à ce que votre alimentation soit le plus diversifié possible tout en évitant les produits industriels, vecteurs de nombreuses maladies.

**Les prérequis à la détente**

Avant toutes méditations, séance de relaxation, de sophrologie ou programme de développement personnel, assurez-vous de ne pas être dérangé, éteignez télévision, radio, portable.

- Le silence est primordial pour atteindre la quiétude. Dès que l'on sort d'un lieu bruyant, les tensions redescendent immédiatement. Certaines personnes anxieuses ne supportent pas le silence, elles disent se sentirent mieux lorsqu'il y a du bruit. C'est parce qu'elles ne sont pas en paix avec elles-mêmes, elles ne supportent pas d'être seules face à leurs pensées.

On peut y travailler, rien n'est prédestiné.

Les programmes de détente permettent, précisément, de retrouver un état de bien-être, d'être en phase avec soi-même.
C'est l'objectif du développement personnel.

- Pour bien se détendre, il est préférable de  porter des vêtements amples et d'ôter ses chaussures. Rien ne doit vous oppresser, si vous ne pouvez vous changer, desserrez simplement votre ceinture, cravate, lacets. Vous pouvez vous asseoir ou vous allongez, le principal est de ressentir  un confort optimal. Choisissez un endroit bien chauffé, ou bien, prévoyez un plaid car la température du corps descend pendant une séance détente.

– Évitez les stimulants extérieurs, comme la cigarette, le café, l'alcool juste avant de vous relaxer car vous aurez du mal à rentrer dans un état de relaxation profond. Il vaut mieux boire un café ou fumer une cigarette, au moins, 1 heure avant votre séance. Si vous avez bu de l'alcool, il est préférable de reporter votre séance au lendemain.

# Table des Matières

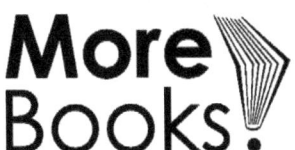

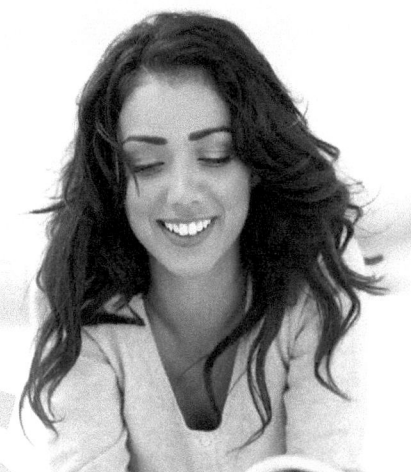

Oui, je veux morebooks!

# I want morebooks!

Buy your books fast and straightforward online - at one of the world's fastest growing online book stores! Environmentally sound due to Print-on-Demand technologies.

Buy your books online at
## www.get-morebooks.com

Achetez vos livres en ligne, vite et bien, sur l'une des librairies en ligne les plus performantes au monde!
En protégeant nos ressources et notre environnement grâce à l'impression à la demande.

La librairie en ligne pour acheter plus vite
## www.morebooks.fr

OmniScriptum Marketing DEU GmbH
Heinrich-Böcking-Str. 6-8
D - 66121 Saarbrücken
Telefax: +49 681 93 81 567-9

info@omniscriptum.com
www.omniscriptum.com

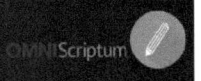

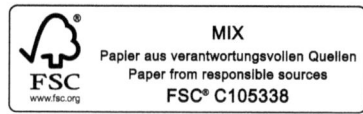